Dalia Azucena Hernández Perea
Bibi Carolina Romo Sotelo

Ansiedad, Depresión Y Estrés En Pacientes En Quimioterapia

Dalia Azucena Hernández Perea
Bibi Carolina Romo Sotelo

Ansiedad, Depresión Y Estrés En Pacientes En Quimioterapia

Editorial Académica Española

Imprint

Any brand names and product names mentioned in this book are subject to trademark, brand or patent protection and are trademarks or registered trademarks of their respective holders. The use of brand names, product names, common names, trade names, product descriptions etc. even without a particular marking in this work is in no way to be construed to mean that such names may be regarded as unrestricted in respect of trademark and brand protection legislation and could thus be used by anyone.

Cover image: www.ingimage.com

Publisher:
Editorial Académica Española
is a trademark of
International Book Market Service Ltd., member of OmniScriptum Publishing Group
17 Meldrum Street, Beau Bassin 71504, Mauritius
Printed at: see last page
ISBN: 978-620-2-15404-8

AGRADECIMIENTOS

A Dios por permitirnos llegar hasta este momento de nuestras vidas profesionales como nuevas licenciadas en enfermería.

Al hospital, por abrirnos las puertas como servidoras del servicio social y por permitirnos realizar nuestro proyecto de investigación dentro de la institución, muy en especial a la coordinación de enseñanza e investigación por apoyarnos en cada paso que dimos en este proyecto de investigación.

A la universidad autónoma de Zacatecas, en particular a la unidad académica de enfermería por darnos los conocimientos básicos para poder poner en práctica nuestras habilidades como investigadoras.

A cada uno de nuestros asesores, L.E. E. Cristina Adame, M.C.S Guadalupe Rojero y Dr. Carlos Medrano por aportarnos sus amplios conocimientos y apoyo incondicional hacia nosotras en el largo camino como profesionales de la salud, por su tiempo y disponibilidad, sus aportaciones y su aportación en este tan importante proyecto; muchas gracias.

Al personal de enfermería del hospital, en especial a las enfermeras encargadas del servicio de quimioterapia por abrirnos las puertas de su espacio, y de la misma manera brindarnos un poco de su conocimiento, y de sus pequeñas aportaciones a nuestro proyecto.

Y por último a nosotras mismas, Bibi Romo y Dalia Hernandez por ser un gran equipo, por la responsabilidad y el compromiso con este proyecto de investigación que es comienzo de nuestras vidas profesionales.

PLE. Bibi Carolina Romo Sotelo

PLE. Dalia Azucena Hernandez Perea

DEDICATORIA

Este trabajo está dedicado principalmente a Dios que supo guiarme por un buen camino para seguir adelante y no desmayar con los problemas que se presentaban, enseñándome a encarar las adversidades y no quedar en el intento.

Gracias a mis padres Ángel y Rosa por su apoyo, consejos, comprensión, amor, ayuda y sacrificio para que yo siga adelante. Me han dado todo lo que soy como persona, mis valores, mis principios, mi carácter y mi empeño para conseguir mis objetivos.

Gracias también a mis hermanos Ángel, Antonio y Rosa por sus consejos, ayuda y confianza que depositaron en mi día a día para que esto haya sido posible. A mi novio Gustavo por haber sido parte de mi motivación, por tu amor, paciencia y comprensión en cada momento.

A mi compañera Dalia por siempre estar presente en cada proyecto que nos hemos propuesto, por tu amistad, consejos y confianza para contribuir siempre en el logro de nuestros objetivos.

PLE. Bibi Carolina Romo Sotelo

DEDICATORIA

Este trabajo lo dedico a mi madre Silvia Perea, por estar conmigo cumpliendo uno de los sueños más grandes e importantes en mi vida que en mi carrera profesional, por su paciencia, comprensión y entendimiento en todo lo que hago para y sobre todo por la motivación para seguir adelante en cualquier momento de mi vida profesional y sobre todo por ser mi gran ejemplo de vida.

A mis hermanos Lilibeth y Martin, por su comprensión y apoyo incondicional en cada paso que doy en mi vida profesional, por sus consejos y aportaciones hacia mí para mejorar como futura profesionista.

A mi compañera de trabajo Bibi por compartir esta experiencia conmigo desde el inicio de mi vida profesional hasta el día de hoy, por ser mi apoyo durante la realización de este trabajo, por no dejarme caer cuando creía que no era posible, por su confianza y respeto hacia mí.
Y principalmente a mi Esposo Angel y mi Hijo Abdiel por su apoyo incondicional a superarme en mi carrera profesional y a no rendirme ante nada, por enseñarme que cada sacrificio vale la pena y que gracias a ellos soy lo que soy gracias por ser la mejor motivación de mi vida.

PLE. Dalia Azucena Hernandez Perea

Capítulo 1

Introducción

El cáncer es una enfermedad que ha existido desde hace más de 150 000 años sin embargo, el tratamiento de quimioterapia no se conocía sino hasta en la segunda guerra mundial, ya que por un accidente con gas mostaza donde cientos de habitantes fueron expuestos accidentalmente durante el bombardeo a una ciudad de Italia en 1943, presentaron intoxicaciones comunes de este gas. Fue ahí, donde un médico estadounidense instruido en guerra química confirmo la exposición al gas mostaza, basándose en los resultados de las víctimas que presentaban lesión medular intensa, en particular leucocitopenia. Dado que los leucocitos pueden dividirse rápidamente, se dedujo que este agente químico puede ser útil para destruir las células cancerígenas que también presentan división rápida. (OPS, 2014)

En 1946 se llevaron a cabo nuevas investigaciones acerca de las mostazas nitrogenadas, lo que dio lugar a la síntesis de los primeros agentes alquilantes como la mecloretamina. Esto motivo otras investigaciones relativas al cáncer, como el estudio sobre el ácido fólico que dio origen al metotrexato. Estos acontecimientos cambiaron la percepción del trato contra el cáncer. (OPS, 2014)

La quimioterapia es uno de los tratamientos más usados en el cáncer, puede ser utilizada para curarla o para detenerla, aumentando la sobrevida del paciente, o para mejorar la calidad de vida de las personas. Se conoce como un tratamiento intenso que produce múltiples efectos secundarios transitorios. (Mewes, Rivera. 2014).

Las emociones son reacciones naturales de los individuos ante situaciones importantes como por ejemplo situaciones que ponen en peligro su supervivencia o integridad, situaciones de amenaza, algún logro o satisfacción. (Cano. 2005)

La prevalencia de depresión en general en México es de 3.3%, muy parecida a la de los estados unidos sin embargo diferentes estudios muestran un amplia variación en la prevalencia de depresión en los pacientes de cande de un 4% a 58%.

En la población mexicana 14.3% de la población total padece o a presentado trastorno de ansiedad (Sola, 2012), sin embargo en los pacientes con cáncer se presenta en un 37.4% .La ansiedad es más común en pacientes de 46 a 75 años ya que son más vulnerables. (Como se cita en Sánchez, Moysen, Balcazar, Gurrola,2013,p8)

De acuerdo con las estadísticas del INEGI en México el 54.4% de la población total ha sufrido de estrés, en el cual se informa que el 18.9% asegura haber tenido un nivel de estrés muy intenso. Dentro de los primero cinco estados con mayor estrés se encuentra el Zacatecas con un 68.9% ocupando el lugar número 3.

En este protocolo de investigación se indagó sobre la prevalencia de las emociones como lo son estrés, ansiedad y depresión en pacientes oncológicos, el cual es considerado un problema ya que la mayoría de los pacientes que acuden al servicio de quimioterapia solo van para la aplicación de su tratamiento en distintas etapas y no son tratados en el aspecto emocional, consideramos que el apoyo emocional es importante para el avance en su tratamiento médico debido a que el cáncer da una serie de circunstancias que, por si mismas, son generadoras de malestar psicológico: su cronicidad, la incertidumbre ante su evolución, los efectos secundarios del tratamiento y el significado social de la palabra (Alonso. Bastos, 2015). Esto da una gran problemática porque en sus pacientes no son tratados en el aspecto físico, emocional y social. Actualmente la medicina o el área de la salud se han enfocado más en el tratamiento para el control de esta patología, pasando a segundo término las emociones de estos pacientes, haciendo que su salud emocional se vaya deteriorando con el transcurso de la enfermedad.

En ocasiones, el personal de salud que atiende a los pacientes oncológicos no se dan cuenta de la cantidad de pensamientos que tiene el paciente (pensamiento suicida) por ende, termina sin satisfacer las necesidades del cuidado del paciente ya que al no cubrir con los demás aspectos favorece a que este tipo de emociones negativas sigan creciendo.

La mayoría de las veces los pacientes presentan un estado de tranquilidad y el personal de enfermería debe tener en cuenta que el proceso de la patología es muy difícil, por lo cual se debe de poner en la situación del paciente para poder brindar cuidados enfocados en las emociones.

La presencia de estrés, ansiedad y depresión son emociones muy comunes que tienen diferentes respuestas en cada persona relacionándolas según el tipo de cáncer, la edad, el sexo, el rol social y familiar que cada uno de ellos desempeña.

La importancia de esta investigación fue identificar la depresión, la ansiedad y estrés que el paciente este cursando debido a su enfermedad y tratamiento

De esta manera, podremos apoyarlos teniendo así pacientes con un estado emocional y psicológico mejorados y así evitar que no haya una interacción social debido a que los pacientes deprimidos se aíslan, teniendo diversos problemas tanto familiares como de salud, y por ende evitar que llegue a una hospitalización.

ANTECEDENTES

El cáncer es un proceso de crecimiento y diseminación incontrolados de células, puede aparecer prácticamente en cualquier lugar del cuerpo, el cáncer es una de las enfermedades en humanos desde hace 150 000 años, aunque también muestra que era una enfermedad poco frecuente, que se habría incrementado a consecuencia de los cambios medioambientales desde el siglo XVIII las principales causas de morbilidad y mortalidad en todo el mundo. (OMS, 2017)

No se conoce sobre la interpretación primitiva del cáncer o si se intentaba algún tipo de terapia, pero el estudio de la mentalidad primitiva permite suponer que al igual que con otras manifestaciones patológicas se atribuía estas lesiones que aparecían sin relación con traumatismos o causas identificables a fuerzas sobrenaturales. Algunos milenios después, en el siglo IV a.C., en los escritos hipocráticos encontramos no solo las primeras descripciones sino también el origen etimológico de la palabra cáncer. (Oswaldo, 2013)

En el Corpus Hippocraticum, colección de obras atribuidas a Hipócrates, se menciona unas lesiones ulcerosas crónicas, algunas veces endurecidas, que se desarrollan progresivamente y sin control expandiéndose por los tejidos semejando las patas de un cangrejo, por lo que las denominó con la palabra griega karkinos dándole un significado técnico a la palabra griega cangrejo que se escribe igual. De allí, el término pasa al latín como cáncer con ambos significados, el del animal y el de úlcera maligna o cáncer en el sentido moderno. (Oswaldo, 2013)

A comienzos de siglo XIX la escasa comprensión de la naturaleza del cáncer y el paralelo auge de la cirugía y los conceptos que esta traía, como la asepsia, impulsaron un pensamiento terapéutico contra el cáncer basado en su cauterización. Muy diversos agentes fueron utilizados por los médicos como una alternativa a la escisión quirúrgica, entre ellos pastas mercuriales y arsenicales, ácidos minerales concentrados, (incluyendo el nítrico y el sulfúrico), la potasa, la cual sólida y otros más aplicándolos sin una técnica particular a las lesiones cancerosas, causando en muchos casos un gran sufrimiento (Oswaldo, 2013).

La paleopatología brinda alguna evidencia de lesiones compatibles con el cáncer. Actualmente en México es un gran problema de salud y ocupa el 3er lugar de morbilidad.

Debido al cambio de estilo de vida en México, se tienen diferencias regionales importantes. (Rodriguez . 2006)

En el estado de Zacatecas ocupa la 9ª causa de morbilidad. (INEGI, 2013)

La frecuencia mayor de cáncer es en los estados del norte y centro del país, donde el nivel socioeconómico y cultural de la población es más elevado. En los estados donde predomina la población indígena, y el nivel socioeconómico es menor, como Chiapas y Oaxaca, la frecuencia es mucho más baja. (Rodriguez . 2006)

El diagnóstico de cáncer puede tener un impacto enorme, los sentimientos de depresión, ansiedad y miedo son muy comunes. (American Cancer Society. 2016)

El diagnóstico y tratamiento es un evento estresante en la vida de los pacientes con cáncer, con consecuencias profundas que se manifiestan en todos los aspectos de la vida humana. El gran número de personas con neoplasias malignas que requieren de tratamiento en diferentes centros oncológicos, debe llevar a los profesionales de la salud a tomar una postura reflexiva en relación con la experiencia vivida de quienes portan la enfermedad y con los programas de cuidados que se realizan. A pesar de lo enseñado en las universidades y lo descrito en la evidencia científica, en relación con proporcionar cuidados integrales a las personas, en las prácticas clínicas cotidianas, se observa al equipo de enfermería centrada en sus acciones, en la manipulación y administración de medicamentos tóxicos como la quimioterapia, olvidando el "ser" biopsicosocial y espiritual de cada persona enferma. (Mewes, 2013)

Comento Mewes (2013) la experiencia de vivir con cáncer y estar sometidos a tratamiento con quimioterapia, se revela como un periodo difícil y traumático que significa estar "viviendo con un tratamiento que provoca cambios profundos en su vida":

1. Cambios en todas las dimensiones del "ser". Los cambios corporales se acompañan de cambios emocionales como ansiedad, miedos e incertidumbre por el tratamiento, las posibles complicaciones y la posibilidad de que el cáncer vuelva.

2. Cambios en el "ser-sí-mismo": antes y durante la quimioterapia. Estar viviendo con cáncer y con quimioterapia significa un proceso de cambios a todo nivel y, sobre todo, en la percepción que tienen de sí mismos.

3. Cambios de "ser" en el mundo y en el estilo de vivir. La relación con el mundo, en consecuencia, se ve restringida a los ambientes de la propia casa y el centro de salud, produciéndose un aislamiento social principalmente en los meses de invierno, ya que las personas están vulnerables a los contagios por enfermedades.

4. Cambios en la familia. La experiencia de vivir con cáncer y estar con quimioterapia no solo afecta a las personas que portan la enfermedad, sino que toda la familia también experimenta múltiples cambios.

A medida que la situación alrededor del cáncer cambia, todos tienen que lidiar con nuevos factores estresantes. Los generadores de cortisol son liberados como respuesta del estrés que, al presentarse de manera prolongada en la sangre, es letal para las células arteriales ya que aumentan el riesgo de adquirir enfermedades cardio-cerebro-vasculares; esta produce depresión, miedo y ansiedad. American Cancer Society. (2016)

Por otra parte, el paciente con cáncer puede experimentar ansiedad y depresión derivadas de las secuelas fisiológicas de la neoplasia maligna o su tratamiento, respuesta psicológica ante la enfermedad, otras condiciones médicas, síntomas físicos, fármacos, deprivación sensorial, amenazas a su dignidad y autoestima, pérdida de funcionamiento físico, aislamiento, dependencia de otros, cambios de estilo de vida, autovaloración pobre del estado de salud, perturbaciones de las transiciones vitales, estigma, estrés, etc. (Sánchez, 2015)

La ansiedad se considera un estado emocional en el que el individuo se siente tenso, nervioso, preocupado o atemorizado en forma desagradable, representa el 25% de los pacientes con cáncer. Dentro de los síntomas se encuentran: Alteración del ritmo cardiaco, inestabilidad, cefaleas, cansancio, dolor, pensamientos negativos, aislamiento social e hiperactividad (Mate, 2004)

La depresión es un trastorno del estado de ánimo caracterizado por un periodo de al menos dos semanas de duración, donde hay una pérdida de interés o placer en casi todas las actividades, la prevalencia de depresión es del 5 al 8% en los pacientes oncológicos, dentro de los síntomas se encuentran: estado de ánimo deprimido, disminución de interés por todas las actividades, aislamiento social, melancolía, autocompasión, sentimiento de inutilidad y sentimiento recurrente de muerte. (Mate, 2004)

El estrés es un fenómeno muy frecuente en el mundo con graves consecuencias en la salud de la persona que lo padece, este no es la causa primaria del cáncer, pero si constituye la circunstancia responsable de una reacción fisiológica del organismo que permite su aparición y favorece su desarrollo. (Prieto, 2004).

Esta investigación se basó en la teoría de Hildegard Peplou "modelo de las relaciones interpersonales", en el cual expresa que se debe de dar un apoyo terapéutico mediante la comunicación eficaz entre el paciente y el personal de enfermería.

Al paciente lo define en un equilibrio inestable, y es así como nuestros pacientes están, en una inestabilidad emocional. La enfermera debe tener en cuenta la cultura y los valores para una mejor comunicación.

Peplou tiene como objetivo, ayudar al paciente a conseguir la salud de forma que enfermera y paciente alcancen el mayor grado de desarrollo personal.

De manera, que el personal de enfermería le dé la confianza al paciente en tratamiento de quimioterapia para ayudarle a crear aspectos positivos favoreciendo su tratamiento.

Peplou describe cuatro fases de la relación enfermera-paciente.

1. Orientación: el paciente tiene una necesidad y busca asistencia profesional, la enfermera (o) le ayuda a reconocer y entender su problema.

En este punto, el paciente en tratamiento de quimioterapia tiene la necesidad de entender y conocer su tratamiento, por lo que la enfermera debe comprender sus necesidades y ayudarle a entender su problema.

2. Identificación: la enfermera facilita la exploración de los sentimientos para ayudar al paciente a sobrellevar la enfermedad. Aquí la enfermera debe saber comprender y entenderse con el paciente para de una forma fácil y sencilla explorar los sentimientos (ansiedad, depresión y estrés) y poder encontrar una solución para que su tratamiento se pueda sobrellevar.

3. Aprovechamiento: el paciente intenta sacar más provecho de lo que se ofrece a través de la relación. El paciente al ver la disponibilidad de enfermería aprovecha y acude al personal de enfermería para poder llevar una mejor relación entre ellos.

4. Resolución: se deben resolver las necesidades de dependencia del paciente y la creación de relaciones de apoyo. Enfermería debe de brindar los cuidados necesarios para lograr cubrir las necesidades de los pacientes en quimioterapia.

Finalmente, esta teórica describe el rol de enfermería dividiéndolo en seis papeles, tomando en cuenta el rol número seis "papel de consejero" en el cual se le da mayor importancia a la enfermería psiquiátrica. El consejo funciona en la relación de manera, que las enfermeras responden a las necesidades de sus pacientes, ayudando a que recuerden y entiendan completamente lo que les sucede en la actualidad, de modo que puedan integrar esa experiencia en vez de disociarla de las demás experiencias de su vida.

En este punto enfermería hace una gran aportación como psicólogo ya que ayuda a expresar los sentimientos de los pacientes y a no reprimirlos de manera que lo tomen como una experiencia y no como un problema. (Bello, 2006)

De igual manera, se basa en la teoría de Faye Gleen con su teoría de 21 problemas de enfermería. Su modelo se basa en el método de resolución de problemas.

Es por ello, que decidimos tomarlo ya que por medio de este método nos damos cuenta que es importante resolver los problemas de nuestros pacientes oncológicos.

La atención de enfermería consiste en hacer algo por la otra persona o suministrarle la información necesaria que cubra sus necesidades aumente o recupere su capacidad de autoayuda o mitigue algún sufrimiento.

Es aquí donde enfermería debe brindarla atención al paciente oncológico, mediante la aportación de información de su tratamiento y de la misma manera dar la atención necesaria para el paciente que sufre cambios emocionales los mitigue y tenga una mejor evolución de su tratamiento.

Se toma en cuenta el problema número 12 donde Gleen dice: identificar y expresar las emociones, sentimientos y reacciones positivas y negativas.

Aquí el personal de enfermería debe saber identificar las emociones que nuestro paciente y de la misma manera saber ayudarlo a que las pueda expresar para que su tratamiento sea más llevadero.

Y el problema numero 13 donde Gleen menciona: identificar y aceptar la interrelación entre las emociones y la enfermedad orgánica esto mediante la atención necesaria para cubrir las necesidades aumentando y recuperando la capacidad de autoayuda.

Enfermería debe ayudar al paciente a identificar sus emociones y relacionarla con su enfermedad para que haya un aumento o un buen beneficio de su tratamiento. (Bello, 2006)

Al Indagar el libro de la taxonomía NANDA se identificó lo siguiente:

Dominio 9: Afrontamiento/ tolerancia al estrés.

Definición: convivir con eventos y procesos vitales.

Clase 2: respuestas de afrontamiento.

Código: 00146 ansiedad

Definición: sentimiento de aprensión causado por la anticipación de un peligro.

Características definitorias: aprensión, incertidumbre, nerviosismo, temor, alteraciones en la concentración, preocupación, insomnio, tensión facial, cambios del patrón del sueño, palpitaciones y sequedad de la boca.

Factores relacionados: Amenaza de muerte, exposición a toxinas, grandes cambios (estado de salud).

Código: 00177 estrés por sobrecarga

Definición: excesiva cantidad y tipo de demandas que requieren acción.

Características definitorias: estrés excesivo, impactos negativos de estrés (distres psicológico, sensación de malestar).

Factores relacionados: factores estresantes. Herdman , Kamitsuru. (2015)

PLANTEAMIENTO DEL PROBLEMA

La depresión, ansiedad y estrés en los pacientes en tratamiento de quimioterapia

Sabemos que el cáncer en México ocupa la 3ª causa de morbilidad y en el estado de Zacatecas ocupa la 9ª causa. (INEGI, 2016).

Las emociones son cotidianas en todos los seres humanos sin embargo, en los pacientes en tratamiento de quimioterapia son más comunes pero nadie les presta la atención que debería ser.

Enfermería está centrada en sus acciones, manipulación y administración de medicamentos tóxicos como en quimioterapia olvidando el ser biopsicosocial y espiritual de cada persona enferma. (Mewes, 2013)

Además los pacientes en quimioterapia no responden de la misma manera tanto en su tratamiento como en sus emociones, es por ello que debemos valorar si los pacientes demuestran los tres tipos de emociones al mismo tiempo o solo una emoción, para de esta manera dar una mayor atención al paciente mediante la relación paciente – enfermera, dando la confianza para expresar sus emociones y así desarrollar fuerzas positivas para llegar a satisfacer sus necesidades dando una mayor tranquilidad y seguridad al paciente, ya que como lo refiere el Instituto Nacional de Cancerología, la exigencia del cáncer requiere de una visión interdisciplinar en los tres niveles de atención para mejorar la calidad de vida de los enfermos por lo cual se debe dar cuidados incorporando a los conocimientos el sentimiento de poder escuchar al paciente con dolor, de tocar y calmar al que tiene miedo, de buscar juntos el porqué de los sufrimientos para encontrar la verdadera esencia del cuidado, al tiempo de también cuidar los aspectos psicosociales del enfermo para poder conseguir una atención integral que responda a las necesidades del mismo. (INCAN, 2017)

PREGUNTA DE INVESTIGACION

¿Cuál es la prevalencia de depresión, ansiedad y estrés en los pacientes en tratamiento de quimioterapia?

JUSTIFICACION

Debido a la incidencia cada vez mayor de personas con cáncer, y en tratamiento con quimioterapia específicamente se ha observado, que los pacientes desarrollan diferentes emociones las cuales pueden ser influidas por el tipo de cáncer, la forma en que reciben la noticia y que la necesidad de informar correctamente al paciente favorece la toma de decisiones del enfermo, mejora la relación médico-paciente e incrementa su adherencia a los tratamientos.

En la actualidad, en México se presenta una amplia variación en la prevalencia de la depresión en pacientes con cáncer de 4% a un 58 % debido a diversos factores como los son: el estado clínico de enfermedad, los instrumentos diagnósticos aplicados y el tipo de la población estudiada. (García, 2010).

Sin embargo, la ansiedad en los pacientes con cáncer se presenta en un 37.4% del total de los pacientes. (Sola, 2012)

El comportamiento también puede influir en la aparición o desarrollo de un gran número de cánceres, las emociones negativas (miedo, ansiedad, depresión e ira) están estrechamente relacionadas con el estado de enfermedad, la Psicología Oncológica y la Psiconeuroinmunología tratan de demostrar que el estrés y las emociones pueden contribuir, de diferente manera, a la génesis y desarrollo del cáncer, y también, al pronóstico y supervivencia con calidad de los pacientes (Abreu, 2008).

Este trabajo se realizó porque es importante conocer la relación del tipo de cáncer con las emociones que el paciente está pasando y conocer cuáles son los factores que ayudan a aumentar estas emociones negativas en él, ya que estas perjudican la mejoría en su diagnóstico. Conociendo el estado emocional por el cual está cursando nuestro paciente, podemos nosotros como personal de salud ayudar a que estas sean eliminadas y cambiarlas por algunas positivas, de tal manera que podemos ayudar a que nuestro paciente tenga una mejor recuperación brindando así un atención de calidad y no solo centrarnos en las actividades técnicas sino también enfocarnos en lo emocional.

OBJETIVO GENERAL

Identificar la prevalencia de la depresión, ansiedad y estrés en los pacientes oncológicos en el tratamiento de quimioterapia según.

OBJETIVOS ESPECIFICOS

- Describir la prevalencia de depresión, ansiedad y estrés.
- Identificar la razón de cada estado emocional (ansiedad, depresión y estrés) en los pacientes que reciben el tratamiento de quimioterapia en un hospital de segundo nivel en el estado de Zacatecas.
- Describir el perfil sociodemográfico de los pacientes en tratamiento de quimioterapia.

HIPOTESIS

La prevalencia de la depresión, ansiedad y estrés en los pacientes en tratamiento por quimioterapia por cáncer es mayor al 80%.

HIPOTESIS NULA

La prevalencia de la depresión, ansiedad y estrés en los pacientes en tratamiento por quimioterapia por cáncer no es mayor al 80%.

Capítulo II

METODOLOGIA DE LA INVESTIGACION

DISEÑO Y TIPO DE ESTUDIO: Este trabajo es de enfoque cuantitativo, ya que es secuencial y probatorio utilizando la lógica o razonamiento deductivo, descriptivo ya que se pretende realizar descripciones de las variables y transversal ya que recolecta datos en un solo momento con el fin de describir y analizar la interrelación de las variables. (Hernandez, Fernandez, Baptista, 2010)

POBLACION DE ESTUDIO: Pacientes oncológicos que reciben el tratamiento de quimioterapia dentro de un hospital de segundo nivel en el estado de Zacatecas.

UNIVERSO DE TRABAJO: 80 pacientes oncológicos que reciben el tratamiento de quimioterapia dentro de un hospital de segundo nivel en el Zacatecas.

TIEMPO DE EJECUCION: 10 de abril 2017 al 10 de mayo 2017

DEFINICION DEL GRUPO A INVESTIGAR:

Pacientes que están en tratamiento de quimioterapia en el tiempo de recolección del instrumento.

CRITERIOS DE INCLUSION:

- Pacientes con tratamiento de quimioterapia en un hospital de segundo nivel en el estado de Zacatecas.

CRITERIOS DE EXCLUSION:

- Pacientes oncológicos no activos en el servicio de quimioterapia en un hospital de segundo nivel del estado de Zacatecas.
- Pacientes pediátricos.

CRITERIOS DE ELIMINACION:

- Pacientes que rechazan el tratamiento.
- Pacientes que no completaron el cuestionario.
- Pacientes que no aceptaron participar.

TIPO DE MUESTREO

- **MUESTREO NO PROBABILISTICO.**

Se realizó un censo por el número de muestra (80 pacientes).

METODOLOGIA PARA EL CALCULO DEL TAMAÑO DE LA MUESTRA Y TAMAÑO DE LA MUESTRA.

No aplica ya que se realizó un censo.

DESCRIPCION OPERACIONAL DE LAS VARIABLES.

VARIABLE	TIPO DE VARIABLE	CATEGORIA DE LA VARIABLE	DEFINICION CONCEPTUAL	DEFINICION OPERACIONAL	ESCALA DE MEDICION	FUENTE DE INFORMACION
EDAD	Cuantitativa	Discontinua	Tiempo de existencia desde su nacimiento.	Años cumplidos	Edad en años	Encuesta
SEXO	Cualitativo	Nominal	Características biológicas y fisiológicas que diferencian a hombres de mujeres.	Saber el sexo femenino o masculino.	Femenino Masculino	Captura de datos.
DIAGNOSTICO	Cualitativo	Ordinal	Tipo de cáncer que padece.	Saber el tipo de cáncer.		Captura de datos.
ESCOLARIDAD	Cualitativo	Ordinal	Tiempo durante el cual acudió a la escuela.	Grado de escolaridad del paciente.	Primaria Secundaria Preparatoria Licenciatura.	Captura de datos.
TRATAMIENTO	Cualitativo	Ordinal	Tipo de tratamiento tiene.	Qué tipo de tratamiento tiene.	Neoadyuvante. Adyuvante. Concomitante. Paliativa. Mantenimiento.	Captura de datos.
TIEMPO	Cuantitativo	Discontinua	Tiempo con el tratamiento.	Cuánto tiempo lleva con el tratamiento.		Captura de datos.
ESTRÉS	Cualitativo	Ordinal	El estrés es un sentimiento de tensión física o emocional. Puede	Grado de estrés en el paciente	No me sucedió Me sucedió poco Me sucedió con	Captura de datos

			provenir de cualquier situación o pensamiento que lo haga sentir a uno frustrado, furioso o nervioso.		frecuencia Me sucede mucho	
ANSIEDAD	Cualitativo	Ordinal	estado emocional en el que el individuo se siente tenso nervioso preocupado o atemorizado	Grado de ansiedad del paciente.	No me sucedió Me sucedió poco Me sucedió con frecuencia Me sucede mucho	Captura de datos
DEPRESION	Cualitativo	Ordinal	un trastorno del estado de ánimo caracterizado por un periodo de al menos dos semanas de duración donde hay una pérdida de interés o placer en casi todas las actividades	Grado de depresión en el paciente.	No me sucedió Me sucedió poco Me sucedió con frecuencia Me sucede mucho	Captura de datos.
CANCER	Cualitativo	Ordinal	es un proceso de crecimiento y diseminación incontrolados de células, puede aparecer prácticamente en cualquier lugar del cuerpo	Qué tipo de cáncer tiene.	No me sucedió Me sucedió poco Me sucedió con frecuencia Me sucede mucho	Captura de datos.

PROCESAMIENTO Y ANALISIS ESTADISTICO:

Se utilizó el programa SPSS, y el análisis estadístico fue por medio de las medidas de tendencia central (media, media, mediana, moda, etc.) razón.

PRUEBA PILOTO

Para el presente estudio se utilizó el instrumento (DASS 21) versión chilena abreviada de las escalas de depresión, ansiedad y estrés, la cual fue traducida y adaptada en Chile por Vinet, Rehbein, Roman y Saiz en 2008 y modificada por Roman en 2010. Consta de dos partes, la primera se basa en los datos sociodemográficos como la edad, sexo, escolaridad, diagnóstico, tratamiento y tiempo de tratamiento.

La segunda parte consta de 19 ítems con cuatro alternativas de respuesta en formato Likert, las cuales van desde 0 hasta 3 las cuales nos permitirán conocer el grado de depresión, ansiedad y estrés presentado en los pacientes que reciben tratamiento de quimioterapia,

Se agrega en el apéndice (apéndice B)

ASPECTOS ETICOS

Este estudio de investigación se desarrolló en base a los lineamientos establecidos en la Declaración de Helsinki, sobre los principios éticos para las investigaciones médicas en seres humanos, sobretodo bajo el principio básico en el punto 6 en el cual nos dice que debe respetarse siempre el derecho de las personas a salvaguardar su integridad, deben adoptarse todas las precauciones necesarias para respetar su intimidad y reducir al mínimo el impacto de estudio sobre su integridad física, mental y su personalidad.

Así mismo nos basamos bajo los lineamientos de la ley general de salud título quinto, capitulo único. En acuerdo con el articulo 96 en el apartado I donde refiere al conocimiento de los procesos biológicos y psicológicos en los seres humanos.

Referente al artículo 100 de la ley general de salud sobre la investigación en seres humanos es desarrollado conforme a las bases en su apartado I referente a los principios científicos y éticos que justifican la investigación, de igual manera en el apartado IV que menciona que se debe contar con el consentimiento informado por escrito del sujeto en quien se realizó la investigación y finalmente en su apartado V donde manifiesta que solo podrá realizarse la investigación por profesionales del área de la salud en instituciones médicas que actúan bajo vigilancia de las autoridades sanitarias competentes.

Consentimiento informado

Se anexa en apéndice (apéndice A)

CONFLICTO DE INTERESES:

No hay conflicto de interese

RECURSOS

- RECURSOS HUMANOS:

80 pacientes en el tratamiento de quimioterapia.

2 encuestadoras (investigadoras)

3 ASESORES

Personal del servicio de quimioterapia

Familiares de los pacientes

- RECURSOS MATERIALES:

10 tablas de apoyo.

10 plumas.

80 hojas de maquina

1 computadora

1 impresora

1 memoria

- RECURSOS FINANCIEROS:

Aproximadamente de 250 pesos a 300 pesos.

CRONOGRAMA DE ACTIVIDADES

Se agrega en el apéndice. (Apéndice D)

RESULTADOS ESPERADOS Y PRODUCTOS ENTREGABLES

Se espera que los pacientes que inician el tratamiento de quimioterapia, tengan más miedo ansiedad y depresión, que los pacientes que llevan más tiempo con el tratamiento o con tratamiento de mantenimiento o paliativo. Realizar diagnóstico sobre variables como estrés, ansiedad y depresión en el tratamiento de quimioterapia, según el tipo de cáncer, así como una tesis, además de la difusión de los resultados obtenidos en congreso.

APORTACION O BENEFICIO PARA EL INSTITUTO

Este trabajo aporta la importancia de conocer las emociones y llevar un mejor manejo no solo del tratamiento del cáncer sino también el tratamiento psicológico para una mejor aceptación del tratamiento y que sea más llevadero para los pacientes.

ABREVIATURAS

- INEGI: Instituto nacional de estadística y geografía.
- OMS: organización mundial de la salud.
- P.S: pensamiento suicida.
- Biopsicosocial: Biológico, Psicológico y social.
- ACS: American Cancer Society (Sociedad Americana del Cáncer)
- INCAN: Instituto Nacional de Cancerología.

En este capítulo, se presentan los resultados del estudio. Se incluye en primer lugar, la consistencia interna del instrumento, en seguida los datos descriptivos de las variables socio-demográficas, y por último los principales datos estadísticos, para probar objetivos e hipótesis de investigación.

Consistencia interna del instrumento.

Tabla 1

Consistencia interna del instrumento

Instrumento	Alfa de Cronbach	N° de elementos
DASS 21	.977	22

Nota: DASS 21= Depression, anxiety, stress scale 21

La tabla 1 representa la consistencia interna del instrumento DASS 21 por medio de la prueba alfa de Cronbach presentando una consistencia aceptable de 97.7% cabe destacar que se eliminaron todas las variables sociodemográficas dejando 22 elementos o ítems a evaluar.

Dato descriptivos de variables socio-demográficas

Datos descriptivos de variables socio-demográficas continuas.

Participaron en el estudio 80 pacientes que reciben tratamiento de quimioterapia dentro de un hospital de segundo nivel en el estado Zacatecas con un rango de edad de 19 a 88 años de edad, una media de 56.34, una mediana de 56 y una moda de 56.(Figura 1)

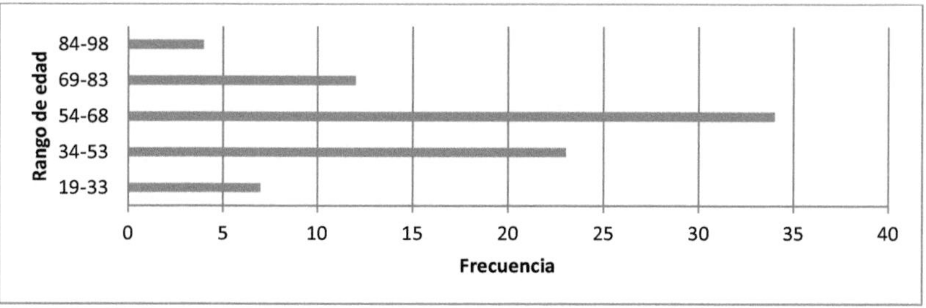

Figura 1: Distribución por edad.

Fuente: DASS 21= Depression, anxiety, stress scale 21

Tabla 2

Características socio-demográficas

Variable	Edad en años cumplidos
$\overline{X}$	56.34
Md	56
Mo	56

Nota: X: Media, Md= mediana, Mo= moda

Fuente: DASS 21= Depression, anxiety, stress scale 21

Datos descriptivos de variables socio- demográficas discretas

Los resultados acerca del género en los pacientes que reciben tratamiento de quimioterapia en un hospital de segundo nivel del estado de zacatecas es de 56.3 % que corresponde al sexo femenino mientras que el resto pertenece al sexo masculino. (Figura 2)

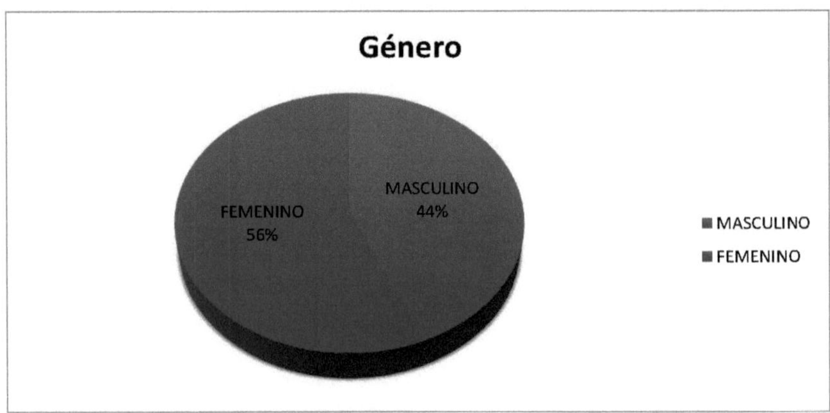

Figura 2: Género

Fuente: DASS 21= Depression, anxiety, stress scale 21

Entre la población encuestada (80 pacientes en tratamiento de quimioterapia en el hospital de segundo nivel del estado de Zacatecas) se encontró que el que el 23.8% (19) de los(a) encuestados se diagnostican con cáncer de mama, seguido del cáncer de próstata con una 16.3% (13) mientras que el resto del total de los encuestados se encuentran en los diferentes tipos de cáncer como de vejiga, ovario, linfoma entre otros.

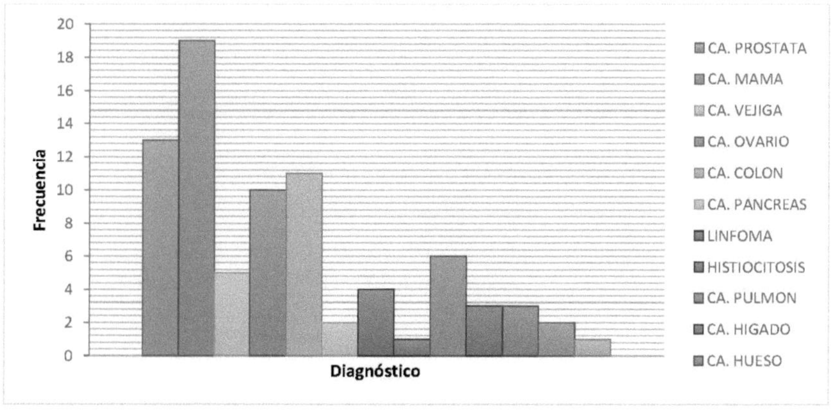

Figura 3: Diagnóstico

Fuente: DASS 21= Depression, anxiety, stress scale 21

El nivel educativo que predomina, es el de licenciatura con una frecuencia de 31 de los 80 pacientes encuestados con un porcentaje de 39% continuando con la preparatoria.

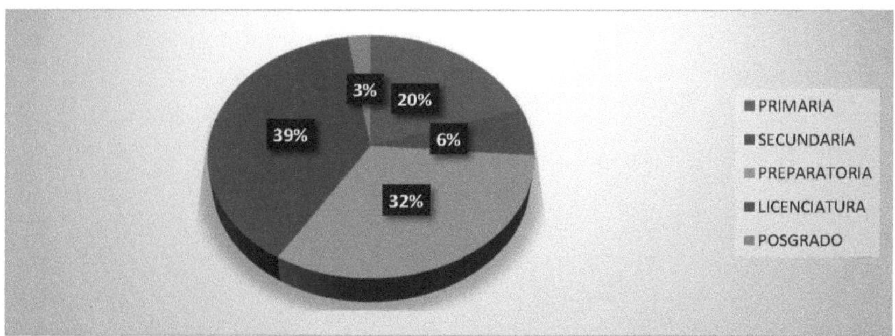

Con respecto a los resultados de tipo de tratamiento y tiempo de tratamiento, se observa, que de los diferentes tipos de tratamiento, la mayoría de los pacientes se encuentran en mantenimiento con un 33.8%, mientras que el 20% está pasando por un primer tratamiento de quimioterapia, mientras que en el tiempo específico se tiene como resultado, que 13 de los 80 pacientes han estado en tratamiento por dos años. (Figura 5,6,7)

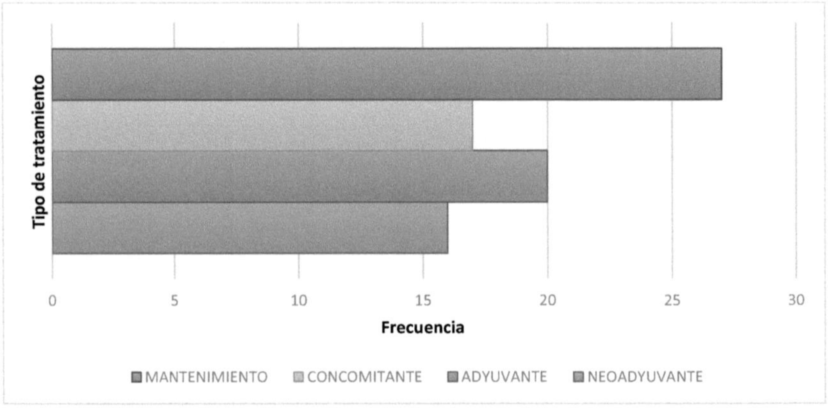

Figura 5: Tipo de tratamiento

Fuente: DASS 21= Depression, anxiety, stress scale 21

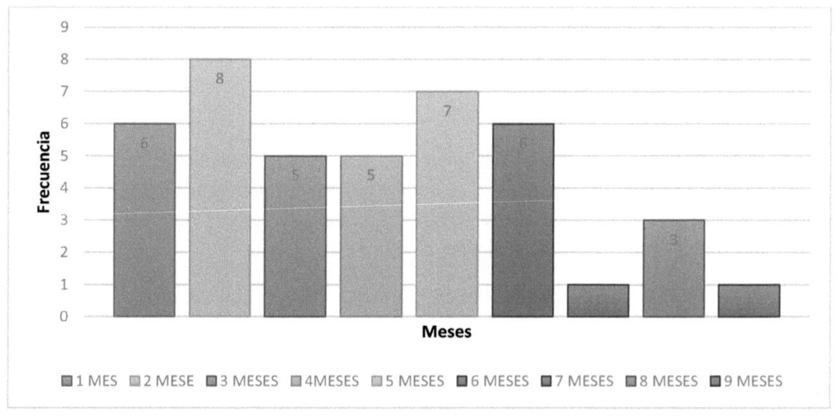

Figura 6: Tiempo en meses

Fuente: DASS 21= Depression, anxiety, stress scale 21

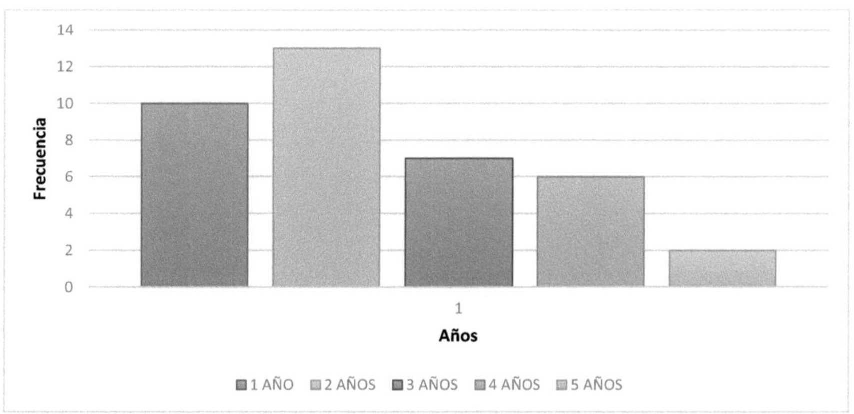

Figura 7: Tiempo en años

Fuente: DASS 21= Depression, anxiety, stress scale 21

Datos Descriptivos de Variables Principales

Las variables principales de este estudio fueron depresión, ansiedad y estrés. Sobre la variable depresión se observa, que el 47.5% del total de los pacientes encuestados, sufren de una depresión extremadamente severa, mientras que el 15% de los encuestados están en un estado de depresión severo y/o moderado. (Tabla 3)

En cuanto a la variable de ansiedad, se obtiene como resultado que el 67.5 % de los pacientes encuestados que reciben su tratamiento de quimioterapia, están en un estado de ansiedad extremadamente severo mientras, que solo el 10 % del total se encuentras en un estado normal de ansiedad. (Tabla 4)

Como ultima variable tenemos el estrés, donde se obtiene como conclusión que el 32.5% del total de los pacientes encuestados tienen un estado de estrés extremadamente severo, continuando con un estado de estrés normal con un 25% del total de los encuestados. (Tabla 5)

Tabla 3

Depresión

ESCALA	FRECUENCIA	PORCENTAJE
NORMAL	11	14
MEDIO	7	9
MODERADO	12	15
SEVERO	12	15
EXTREMADAMENTE SEVERO	38	47
Total	80	100.0

Fuente: DASS 21= Depression, anxiety, stress scale 21

Tabla 4

Ansiedad

ESCALA	FRECUENCIA	PORCENTAJE
NORMAL	8	10
MEDIO	3	4

	10	13
MODERADO	10	13
SEVERO	5	6
EXTREMADAMENTE SEVERO	54	67
Total	80	100.0

Fuente: DASS 21= Depression, anxiety, stress scale 21

Tabla 5

Estrés

ESCALA	FRECUENCIA	PORCENTAJE
NORMAL	20	25
MEDIO	7	9
MODERADO	8	10
SEVERO	19	24
EXTREMADAMENTE SEVERO	26	32
Total	80	100.0

Fuente: DASS 21= Depression, anxiety, stress scale 21

Pruebas Estadísticas Para Probar Objetivos E Hipótesis De Investigación

Para el objetivo general (Identificar la prevalencia de la depresión, ansiedad y estrés en los pacientes oncológicos en el tratamiento de quimioterapia.) y el objetivo específico uno (Describir la prevalencia de ansiedad, depresión y estrés),se obtuvieron los siguientes resultados clasificándolos en una escala de normal – extremadamente severo. En la tabla 6 se observa que los 80 pacientes en tratamiento de quimioterapia encuestados en el hospital de segundo nivel del estado de Zacatecas están bajo un grado elevado de ansiedad estrés y depresión.

Tabla 6.

Prevalencia de depresión, ansiedad y estrés.

Emoción	Normal	Medio	Moderado	Severo	Extremadamente severo
Ansiedad	8	3	10	5	54
Estrés	20	7	8	19	26
Depresión	11	5	7	12	38

Fuente: DASS 21= Depression, anxiety, stress scale 21

Para responder al objetivo específico 2 (identificar la razón de cada estado emocional (depresión, ansiedad y estrés) en pacientes que reciben tratamiento de quimioterapia.) se obtuvo como resultado que de cada 80 pacientes que reciben tratamiento de quimioterapia el 47% de los pacientes sufren de ansiedad extremadamente severo, mientras que el 32 % de los pacientes sufren de un grado de estrés extremadamente severo y en un 67 % presentan un nivel de depresión muy significativo. (Tabla 7)

Tabla 7
Razón de depresión, ansiedad y estrés.

Emoción	Total de pacientes	Extremadamente severo	%
Depresión	80	54	67%
Ansiedad	80	38	47%
Estrés	80	26	32%

Fuente: DASS 21= Depression, anxiety, stress scale 21

Para responder objetivo 3 e hipótesis (Describir y determinar el perfil sociodemográfico de los pacientes en tratamiento de quimioterapia) se observa que la mayoría de los pacientes se encuentran en un rango de edad de 54-68 años, predominando el sexo femenino con un porcentaje de 56, mientras que los diagnósticos más comunes de cáncer son el de mama y el de próstata, se denota un nivel superior de escolaridad de licenciatura, y la mayoría de los pacientes llevan un tratamiento de mantenimiento con una frecuencia de 34. (Tabla 8)

Tabla 8

Datos sociodemográficos.

Variable	Escala	Frecuencia	%
edad	19-33	7	
	34-53	21	
	54-68	34	
	69-83	12	
	84-98	4	
Genero	Masculino	35	44
	Femenino	45	56
Diagnostico	Ca. Próstata	13	16
	Ca. Mama	19	24
	Ca. Vejiga	5	6
	Ca .Ovario	10	12
	Ca. Colon	11	14
	Ca. Páncreas	2	3
	Linfoma	4	5
	Histiocitosis	1	1
	Ca. pulmón	6	7
	Ca. Hígado	3	4
	Ca. Hueso	3	4
	Ca.cu	2	3
	Tumor nasal	1	1
Escolaridad	Primaria	16	20
	Secundaria	5	6
	Preparatoria	26	32
	Licenciatura	31	39
	posgrado	2	3
Tratamiento	Neoadyuvante	16	20
	Adyuvante	20	25
	Coadyuvante	17	21
	mantenimiento	27	34

Nota: Ca= cáncer

Fuente: DASS 21= Depression, anxiety, stress scale 21

Capítulo IV

Discusión

En este capítulo se discuten los resultados con los autores consultados previamente.

Al valorar las variables a calificar se encontró, que la mayoría de los pacientes se encuentran en un estado de depresión (47%), ansiedad (67%) y estrés (32%) extremadamente severo, resultado que no se pudo diferenciar, debido que no se encontró estudios relacionados, donde se halla utilizado el mismo instrumento de medición (DASS 21); sin embargo, se encontraron otros estudios en los cuales se concluye lo siguiente:

Sánchez, (2015) obtiene como resultado, mayor predominio en depresión y ansiedad leve en pacientes bajo tratamiento de quimioterapia estudio realizado en ecuador, mientras que en nuestros resultados, se observa una ansiedad leve del 4% y una depresión leve del 9%, por lo que se encuentra una incongruencia, ya que anteriormente se menciona que nuestros pacientes en tratamiento de quimioterapia en el hospital de segundo nivel del estado de Zacatecas existe una mayor prevalencia de depresión, ansiedad y estrés en un rango de extremadamente severo.

Por otra parte, Alonso y Bastos en el 2011 manifiestan, que entre el 30 y 40% de los pacientes diagnosticados con cáncer tratados con quimioterapia y/o radiación refieren tener ansiedad y depresión, por lo cual nos damos cuenta que estos autores se acercan un poco más a nuestros resultados, ya que hay un aumento en la presencia de ansiedad y depresión mientras reciben el tratamiento.

De la misma manera, en Perú Villalba y Serrano en el año del 2011 realizaron un estudio a 60 pacientes, en el cual se obtuvo como resultado que el 63.3% presentaron un nivel promedio de depresión, por lo que se encuentra una irregularidad en la comparación de resultados, ya que está muy por encima del porcentaje de depresión en el mismo nivel en nuestros pacientes oncológicos y con tratamiento de quimioterapia.

Cabe mencionar, que en la variable sociodemográfica de escolaridad se denota un nivel académico alto de licenciatura e inclusive se muestra gente con un nivel aún más alto, debido al tipo de derechohabiente que acude a la atención médica en el hospital de segundo nivel del estado Zacatecas.

Así mismo, en la variable sociodemográfica género, se denota que de cada 80 pacientes que reciben tratamiento de quimioterapia 45 son mujeres, es decir una razón de 16:9 por lo que concluimos, que el género femenino es más susceptible o es más participativo en recibir el tratamiento de quimioterapia.

Durante la realización del estudio, se intentó relacionar lar variables por medio del programa estadístico SPSS mediante la prueba de x2 (chi – cuadrada), donde se obtuvo que no hubo ninguna relación entre las variables de edad con las emociones, o el tipo de cáncer con las emociones, por lo cual se nota que el simple hecho de recibir un tratamiento tan importante como lo es la quimioterapia es un agente depresivo, ansioso e inclusive estresante para nuestros pacientes del hospital de segundo nivel del estado de Zacatecas.

En tanto el 80% de los pacientes que reciben tratamiento de quimioterapia, sufren ansiedad estrés y depresión se observa, que es lo correcto ya que al menos el 67% sufre depresión en un grado severamente grave, en un 47% sufren ansiedad mientras que un 32% sufren de estrés en niveles extremados, mientras que el resto han sufrido depresión, ansiedad y estrés en niveles severos o menos graves, y al mismo tiempo se observa que muy poca de la población total de los pacientes que reciben tratamiento de quimioterapia en el hospital de segundo nivel del estado de Zacatecas, están en un estado normal o bien no sufren de depresión ansiedad y estrés. Es por ello, que se debe poner más enfoque en las emociones del paciente para lograr un mejor tratamiento y mejores avances para recuperar o mejorar su salud.

Conclusión

En este trabajo se identificó, que en los pacientes oncológicos con tratamiento de quimioterapia, su nivel de depresión, ansiedad y estrés están en un nivel alarmante en una escala de normal a extremadamente severo, ya que la demanda de este tipo de pacientes cada vez es mayor. Es ahí donde se demuestra, que cada vez se enfoca más en el tratamiento (quimioterapia), preparación de medicamentos, realización de notas y otras actividades de enfermería y dejando atrás una de las actividades más importantes, que es el manejo de las emociones por medio del plan de cuidados de enfermería ante tal situación.

Es por ello, que se debe de seguir enfocando en este tipo de pacientes (oncológicos), no solamente en la salud física si no también psicológica. Las intervenciones psicológicas se deben realizar a lo largo de la enfermedad y tratamiento, ya que estas intervenciones son múltiples, con el objetivo primordial de mantener una buena calidad de vida en todo el proceso que esta enfermedad conlleva.

De esta manera, debemos de tener muy en cuenta como profesionales de la salud que los seres humanos en general y en especial pacientes oncológicos no se deben de tratar solo como un cuerpo, si no como una combinación entre mente, cuerpo y emociones de esta manera dando una confianza entre personal de enfermería y paciente, para que se abra a la expresión de las emociones, teniendo como resultado una respuesta y mejor manejo de su tratamiento.

Recomendación

Dentro de una investigación tan importante y relevante como lo fue esta, se desea que haya una continuidad por medio de futuros estudiantes e inclusive propio personal de enfermería de la institución, debido al alto índice de prevalencia de depresión, ansiedad y estrés en los pacientes oncológicos para llevar un manejo adecuado de las emociones en tan importante tratamiento.

Finalmente, a la institución se recomienda implementar cursos relacionados al manejo de las emociones, para favorecer la detección temprana de los problemas y brindar la asistencia necesaria y oportuna a los pacientes que lo necesiten. De igual manera, motivar al personal de enfermería a que se involucren más en la enfermería psicooncologica, para que se envuelva más en las emociones del paciente y no solo en las actividades del día a día en un servicio tan importante como lo es la quimioterapia, abriendo un espacio para abordar su sentir antes durante o después de su tratamiento.

REFERENCIAS BIBLIOGRAFICAS

Abreu. (2008). La psicología de la salud y la lucha contra el cáncer. *Psicosalud la habana*.pp 1-34

American Cancer Society.(2016). La ansiedad, el miedo y la depresión: www.cancer.org

Alonso, Bastos. (2011). Intervención psicológica en personas con cáncer. Clínica contemporánea. Vol (2). Pp 187 -207

Bello. (2006). Fundamentos de enfermería. La Habana, Cuba. Editorial Ciencias Medicas.

Como se cita en Sánchez, Moysen, Balcazar,Gurrola, 2013, p8

García. (2010). Prevalencia de depresión en una población de pacientes con cáncer. Gaceta mexicana de oncología. Pp 89-93.

Guerrero (2016). Autotrasendencia, ansiedad y depresión en pacientes con cáncer en tratamiento Barquisimeto. La Habana. Pp297-309.

Hernandez, Fernandez, Baptista.(2010). *Metodoligia de la Investigacion*.Mexico, DF: Mc Graw Hill.

INEGI. (2016): www.inegi.org.mx

INCAN. (2017): http://www.incan.salud.gob.mx/

Mate. (2004). insomnio, ansiedad y depresion en el paciente oncologico. *Psicooncologia*.pp 211-230.

Mewes. (2013). Vivir con cáncer: una experiencia de cambios profundos provocados por la quimioterapia. *Universidad la sabana*. Vol 14. N°1. Pp1-20-31.

Herdman, Kamitsuru(2015).NANDA. Internacional diagnósticos enfermeros, definiciones y clasificaciones. Editorial hispanoamericana.

OMS.(2017) Organizacion mundial de la salud: http://www.who.int/topics/cancer/es/

OPS. (2014) organización panamericana de la salud. http://www.paho.org/hq/index.php?option=com_content&view=article&id=9583%3A2014-birth-of-cancer-chemotherapy-accident-and-research&catid=6601%3Acase-studies&Itemid=40275&lang=es

Oswaldo. (2013). la etimologia del cancer y su curioso curso historico . *revista peruana de medicina experimantal y salud publica* .vol 30. N°1.pp137-141.

Prieto. (2004) psicología oncológica. Revista profesional española de la terapia cognitiva conductual. Vol (2). Pp 107-120.

Rodriguez. (2006). Epidemiologia del cancer de mama. *Ginecol Obste* .pp 585-593.

Sánchez. (2015). Depresión y ansiedad en pacientes adultos bajo tratamiento antineoplásico maligno. Universidad Nacional de Loja. Ecuador. Pp 1-84.

Sola,B " el trastorno de ansiedad afecta a mas de 14 millones de mexicanos. Crónica (México) julio 2012. www.cronica.com.mx

Villalba, Serrano. (2011). Impacto del tratamiento y fases psicológicas que atraviesa el paciente con cáncer. *Psicol. Trujillo*. Perú. Vol (13). Pp 59-73.

APENDICE A

Título: Estrés, ansiedad y depresión en el tratamiento de quimioterapia según el tipo de cáncer.

Investigadores: PLE. Bibi Carolina Romo Sotelo y PLE. Dalia Azucena Hernandez Perea.

Fecha: ___________________

Yo ____ certifico que he sido informado(a) con claridad y veracidad debida respecto al ejercicio académico que el prestador del servicio social de la licenciatura de enfermería
____ me ha invitado a participar, que actúo consiente, libre y voluntariamente como colaborador, contribuyendo a este procedimiento de forma activa. Soy conocedor(a) de la autonomía suficiente que poseo para retirarme u oponerme al ejercicio académico, cuando lo estime conveniente y sin necesidad de justificación alguna. Que se respetara la buena fe, la confiabilidad e intimidad de la información por mí suministrada, lo mismo que mi seguridad física y psicológica.

_______________________   _______________________

Firma del paciente   Firma del investigador

_______________________   _______________________

Testigo 1   Testigo 2

APENDICE B

DASS-21

EDAD:

SEXO:

DIAGNOSTICO:

ESCOLARIDAD:

TRATAMIENTO: ESPECIFICAR TIEMPO:

Por favor lea las siguientes afirmaciones y coloque un círculo alrededor de un número (0, 1, 2, 3) que indica cuánto esta afirmación le paso a usted *durante la semana pasada.* No hay respuestas correctas o incorrectas. *La escala de calificación es la siguiente:*

0   No me paso

1   Me pasó poco, o alguna vez

2   Me pasó bastante, o una buena parte del tiempo

3   Me pasó mucho, o la mayor parte del tiempo

1.	Me costó mucho relajarme	0	1	2	3
2.	Me di cuenta que tenía la boca seca	0	1	2	3
3.	No podía sentir ningún sentimiento positivo	0	1	2	3
4.	Se me hizo difícil respirar	0	1	2	3
5.	Se me hizo difícil tener el ánimo de ser el primero para hacer las cosas	0	1	2	3
6.	Reaccioné exageradamente en alguna situación	0	1	2	3
7.	Sentí que mis manos temblaban	0	1	2	3

8.   Sentí que tenía muchos nervios 0   1   2   3

9.   Estaba preocupado por situaciones en las cuales podía tener miedo o   0   1   2   3
     en las que podría hacer el ridículo ....

10   Sentí que no tenía nada por que vivir 0   1   2   3

11   Noté que me agitaba 0   1   2   3

12   Me sentí triste y deprimido 0   1   2   3

13   Sentí que estaba a punto de tener miedo 0   1   2   3

14   No me pude alegrar por nada 0   1   2   3

15   Sentí que valía muy poco como persona 0   1   2   3

16   Sentí que estaba muy enojado 0   1   2   3

17   Sentí los latidos de mi corazón a pesar de no haber hecho ningún   0   1   2   3
     esfuerzo ....

18   Tuve miedo sin razón 0   1   2   3

19   Sentí que la vida no tenía ningún sentido 0   1   2   3

APENDICE C

Severidad	Depression	Ansiedad	estres
Normal	0-9	0-7	0-14
Medio	10-13	8-9	15-18
Moderado	14-20	0-14	19-25
Severo	21-27	15-19	26-33
Extremadamente severo	28 +	20+	34+

ANEXO APENDICE D

ACTIVIDADES	2016					2017					
	AGO	SEP	OCT	NOV	DIC	ENE	FEB	MAR	ABR	MAY	JUN
SELECCIÓN DE TEMA	X										
RECOLECION DE BIBLIOGRAFIA.	X	X									
REVISION DE LITERATURA		X	X								
ABREVIATURAS			X								
INTRODUCCCIO N			X								
ANTECEDENTES			X	X							
PLANTEAMIENT O DEL PROBLEMA				X							
JUSTIFICACION					X						
HIPOTESIS					X						
OBJETIVO GENERAL					X						
OBJETIVO PARTICULARES					X						
APROBACION DE PROTOCOLO						X					
METODOLOGIA DE LA						X					

INVESTIGACION											
ASPECTOS ETICOS						X					
CONDICIONES DE BIOSEGURIDAD						X					
RECURSOS						X					
CRONOGRAMA DE ACTIVIDADES.						X	X				
RESULTADOS ESPERADOS Y PRODUCTOS ENTREGABLES							x	X			
APORTACION O BENEFICIO PARA EL INSTITUTO								X			
PREPARACION DE CARTEL.									X	X	
EXPOSICION.										x	X

Índice

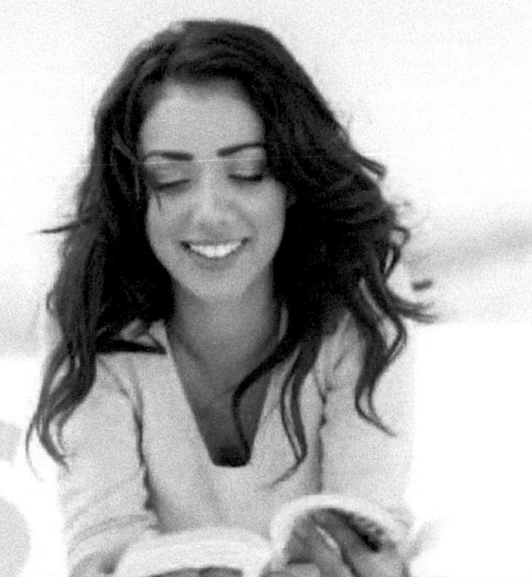

I want morebooks!

Buy your books fast and straightforward online - at one of world's fastest growing online book stores! Environmentally sound due to Print-on-Demand technologies.

Buy your books online at
www.morebooks.shop

¡Compre sus libros rápido y directo en internet, en una de las librerías en línea con mayor crecimiento en el mundo! Producción que protege el medio ambiente a través de las tecnologías de impresión bajo demanda.

Compre sus libros online en
www.morebooks.shop

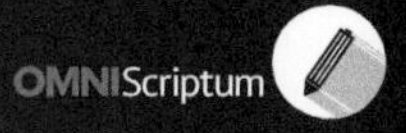

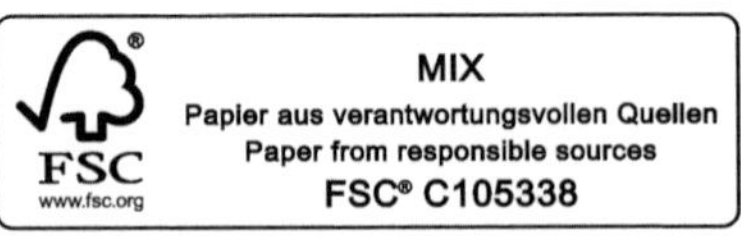

Printed by Books on Demand GmbH, Norderstedt / Germany